Livre de bord de la sleeve gastrique

Ce livre appartient à :

_____
_____
_____
_____
_____
_____
_____
_____

Ce livre vous aidera à suivre votre alimentation quotidienne, vos émotions, votre consommation de vitamines et de suppléments, vos heures de sommeil, votre apport en protéines, votre consommation d'eau et bien d'autres choses encore.

Livre de bord de la sleeve gastrique

Date : / /

Poids

Consommation d'eau

1 Coupe = 8 OZ

Médicaments/ suppléments

	faible	moyen	élevé
Qualité du sommeil	○	○	○
Niveau d'énergie	○	○	○
Niveau d'activité	○	○	○

Mon humeur — mauvais ○○○○ normal ○○○○ bon ○

L'exercice

Notes, objectifs, événements quotidiens

Livre de bord des aliments

L'alimentation	Temps	Immédiatement	Après 1 heure	Après 3 heures

Suivez votre alimentation, votre humeur, vos repas, vos calories, vos médicaments/suppléments, votre exercice physique, votre poids, votre pontage gastrique.

Livre de bord de la sleeve gastrique

Date : / /

Poids

Consommation d'eau
1 Coupe = 8 OZ

Médicaments/ suppléments
_____
_____
_____
_____

	faible	moyen	élevé
Qualité du sommeil	○	○	○
Niveau d'énergie	○	○	○
Niveau d'activité	○	○	○

Mon humeur   mauvais ○○○○ normal ○○○○ bon ○

L'exercice
_____
_____
_____
_____
_____

Notes, objectifs, événements quotidiens
_____
_____
_____
_____
_____
_____
_____

Livre de bord des aliments

L'alimentation	Temps	Immédiatement	Après 1 heure	Après 3 heures

Suivez votre alimentation, votre humeur, vos repas, vos calories, vos médicaments/suppléments, votre exercice physique, votre poids, votre pontage gastrique.

Livre de bord de la sleeve gastrique

Date : / /

Poids

Consommation d'eau
1 Coupe = 8 OZ

Médicaments/ suppléments

	faible	moyen	élevé
Qualité du sommeil	○	○	○
Niveau d'énergie	○	○	○
Niveau d'activité	○	○	○

Mon humeur   mauvais ○○○○○○○○○ bon (normal au centre)

L'exercice

Notes, objectifs, événements quotidiens

Livre de bord des aliments

L'alimentation	Temps	Immédiatement	Après 1 heure	Après 3 heures

Suivez votre alimentation, votre humeur, vos repas, vos calories, vos médicaments/suppléments, votre exercice physique, votre poids, votre pontage gastrique.

Livre de bord de la sleeve gastrique

Date : / /

Poids

Consommation d'eau
1 Coupe = 8 OZ

Médicaments/ suppléments

	faible	moyen	élevé
Qualité du sommeil	○	○	○
Niveau d'énergie	○	○	○
Niveau d'activité	○	○	○

Mon humeur mauvais ○○○○ normal ○○○○ bon ○

L'exercice

Notes, objectifs, événements quotidiens

Livre de bord des aliments

L'alimentation	Temps	Immédiatement	Après 1 heure	Après 3 heures

Suivez votre alimentation, votre humeur, vos repas, vos calories, vos médicaments/suppléments, votre exercice physique, votre poids, votre pontage gastrique.

Livre de bord de la sleeve gastrique

Date : / /

Poids

Consommation d'eau
1 Coupe = 8 OZ

Médicaments/ suppléments
_____
_____
_____
_____

	faible	moyen	élevé
Qualité du sommeil	○	○	○
Niveau d'énergie	○	○	○
Niveau d'activité	○	○	○

Mon humeur mauvais ○○○○○ normal ○○○○ bon

L'exercice
_____
_____
_____
_____
_____

Notes, objectifs, événements quotidiens
_____
_____
_____
_____
_____
_____

Livre de bord des aliments

L'alimentation	Temps	Immédiatement	Après 1 heure	Après 3 heures

Suivez votre alimentation, votre humeur, vos repas, vos calories, vos médicaments/suppléments, votre exercice physique, votre poids, votre pontage gastrique.

Livre de bord de la sleeve gastrique

Date : / /	**Médicaments/ suppléments**
Poids	

Consommation d'eau
1 Coupe = 8 OZ

	faible	moyen	élevé
Qualité du sommeil	○	○	○
Niveau d'énergie	○	○	○
Niveau d'activité	○	○	○

Mon humeur   mauvais ○○○○ normal ○○○○ bon ○

L'exercice

Notes, objectifs, événements quotidiens

Livre de bord des aliments

L'alimentation	Temps	Immédiatement	Après 1 heure	Après 3 heures

Suivez votre alimentation, votre humeur, vos repas, vos calories, vos médicaments/suppléments, votre exercice physique, votre poids, votre pontage gastrique.

Livre de bord de la sleeve gastrique

Date : / /	Médicaments/ suppléments
Poids	

Consommation d'eau
1 Coupe = 8 OZ

	faible	moyen	élevé
Qualité du sommeil	○	○	○
Niveau d'énergie	○	○	○
Niveau d'activité	○	○	○

Mon humeur   mauvais ○○○○ normal ○○○○ bon ○

L'exercice

Notes, objectifs, événements quotidiens

Livre de bord des aliments

L'alimentation	Temps	Immédiatement	Après 1 heure	Après 3 heures

Suivez votre alimentation, votre humeur, vos repas, vos calories, vos médicaments/suppléments, votre exercice physique, votre poids, votre pontage gastrique.

Livre de bord de la sleeve gastrique

Date : / /

Poids

Consommation d'eau
1 Coupe = 8 OZ

Médicaments/ suppléments

	faible	moyen	élevé
Qualité du sommeil	○	○	○
Niveau d'énergie	○	○	○
Niveau d'activité	○	○	○

Mon humeur   mauvais ○○○ normal ○○○ bon ○○

L'exercice

Notes, objectifs, événements quotidiens

Livre de bord des aliments

L'alimentation	Temps	Immédiatement	Après 1 heure	Après 3 heures

Suivez votre alimentation, votre humeur, vos repas, vos calories, vos médicaments/suppléments, votre exercice physique, votre poids, votre pontage gastrique.

Livre de bord de la sleeve gastrique

Date : / /

Poids

Consommation d'eau

1 Coupe = 8 OZ

Médicaments/ suppléments

	faible	moyen	élevé
Qualité du sommeil	○	○	○
Niveau d'énergie	○	○	○
Niveau d'activité	○	○	○

mauvais   normal   bon
Mon humeur ○○○○○○○○○

L'exercice

Notes, objectifs, événements quotidiens

Livre de bord des aliments

L'alimentation	Temps	Immédiatement	Après 1 heure	Après 3 heures

Suivez votre alimentation, votre humeur, vos repas, vos calories, vos médicaments/suppléments, votre exercice physique, votre poids, votre pontage gastrique.

Livre de bord de la sleeve gastrique

Date : / /

Poids

Consommation d'eau
1 Coupe = 8 OZ

Médicaments/ suppléments
_____
_____
_____
_____

	faible	moyen	élevé
Qualité du sommeil	○	○	○
Niveau d'énergie	○	○	○
Niveau d'activité	○	○	○

Mon humeur mauvais ○○○ normal ○○○ bon ○○

L'exercice

Notes, objectifs, événements quotidiens

Livre de bord des aliments

L'alimentation	Temps	Immédiatement	Après 1 heure	Après 3 heures

Suivez votre alimentation, votre humeur, vos repas, vos calories, vos médicaments/suppléments, votre exercice physique, votre poids, votre pontage gastrique.

Livre de bord de la sleeve gastrique

Date : / /

Poids

Consommation d'eau

1 Coupe = 8 OZ

Médicaments/ suppléments

	faible	moyen	élevé
Qualité du sommeil	○	○	○
Niveau d'énergie	○	○	○
Niveau d'activité	○	○	○

Mon humeur mauvais ○○○○ normal ○○○○ bon ○

L'exercice

Notes, objectifs, événements quotidiens

Livre de bord des aliments

L'alimentation	Temps	Immédiatement	Après 1 heure	Après 3 heures

Suivez votre alimentation, votre humeur, vos repas, vos calories, vos médicaments/suppléments, votre exercice physique, votre poids, votre pontage gastrique.

Livre de bord de la sleeve gastrique

Date : / /

Poids

Consommation d'eau
1 Coupe = 8 OZ

Médicaments/ suppléments

	faible	moyen	élevé
Qualité du sommeil	○	○	○
Niveau d'énergie	○	○	○
Niveau d'activité	○	○	○

mauvais   normal   bon
Mon humeur ○○○○○○○○○

L'exercice

Notes, objectifs, événements quotidiens

Livre de bord des aliments

L'alimentation	Temps	Immédiatement	Après 1 heure	Après 3 heures

Suivez votre alimentation, votre humeur, vos repas, vos calories, vos médicaments/suppléments, votre exercice physique, votre poids, votre pontage gastrique.

Livre de bord de la sleeve gastrique

Date : / /

Poids

Consommation d'eau
1 Coupe = 8 OZ

Médicaments/ suppléments

	faible	moyen	élevé
Qualité du sommeil	○	○	○
Niveau d'énergie	○	○	○
Niveau d'activité	○	○	○

Mon humeur — mauvais ○○○○○○○○○ bon (normal au milieu)

L'exercice

Notes, objectifs, événements quotidiens

Livre de bord des aliments

L'alimentation	Temps	Immédiatement	Après 1 heure	Après 3 heures

Suivez votre alimentation, votre humeur, vos repas, vos calories, vos médicaments/suppléments, votre exercice physique, votre poids, votre pontage gastrique.

Livre de bord de la sleeve gastrique

Date : / /

Poids

Consommation d'eau
1 Coupe = 8 OZ

Médicaments/ suppléments

	faible	moyen	élevé
Qualité du sommeil	○	○	○
Niveau d'énergie	○	○	○
Niveau d'activité	○	○	○

Mon humeur — mauvais ○○○○ normal ○○○○ bon ○

L'exercice

Notes, objectifs, événements quotidiens

Livre de bord des aliments

L'alimentation	Temps	Immédiatement	Après 1 heure	Après 3 heures

Suivez votre alimentation, votre humeur, vos repas, vos calories, vos médicaments/suppléments, votre exercice physique, votre poids, votre pontage gastrique.

Livre de bord de la sleeve gastrique

Date : / /

Poids

Consommation d'eau

1 Coupe = 8 OZ

	faible	moyen	élevé
Qualité du sommeil	○	○	○
Niveau d'énergie	○	○	○
Niveau d'activité	○	○	○

Médicaments/ suppléments

_____
_____
_____

Mon humeur mauvais ○○○○ normal ○○○○ bon ○

L'exercice

_____
_____
_____
_____
_____

Notes, objectifs, événements quotidiens

_____
_____
_____
_____
_____

Livre de bord des aliments

L'alimentation	Temps	Immédiatement	Après 1 heure	Après 3 heures

Suivez votre alimentation, votre humeur, vos repas, vos calories, vos médicaments/suppléments, votre exercice physique, votre poids, votre pontage gastrique.

Livre de bord de la sleeve gastrique

Date : / /

Poids

Consommation d'eau
1 Coupe = 8 OZ

Médicaments/ suppléments

	faible	moyen	élevé
Qualité du sommeil	○	○	○
Niveau d'énergie	○	○	○
Niveau d'activité	○	○	○

Mon humeur mauvais ○○○○ normal ○○○○ bon ○

L'exercice

Notes, objectifs, événements quotidiens

Livre de bord des aliments

L'alimentation	Temps	Immédiatement	Après 1 heure	Après 3 heures

Suivez votre alimentation, votre humeur, vos repas, vos calories, vos médicaments/suppléments, votre exercice physique, votre poids, votre pontage gastrique.

Livre de bord de la sleeve gastrique

Date : / /

Poids

Consommation d'eau
1 Coupe = 8 OZ

Médicaments/ suppléments

	faible	moyen	élevé
Qualité du sommeil	○	○	○
Niveau d'énergie	○	○	○
Niveau d'activité	○	○	○

mauvais   normal   bon
Mon humeur ○○○○○○○○○

L'exercice

Notes, objectifs, événements quotidiens

Livre de bord des aliments

L'alimentation	Temps	Immédiatement	Après 1 heure	Après 3 heures

Suivez votre alimentation, votre humeur, vos repas, vos calories, vos médicaments/suppléments, votre exercice physique, votre poids, votre pontage gastrique.

Livre de bord de la sleeve gastrique

Date : / /

Poids

Consommation d'eau
1 Coupe = 8 OZ

Médicaments/ suppléments

	faible	moyen	élevé
Qualité du sommeil	○	○	○
Niveau d'énergie	○	○	○
Niveau d'activité	○	○	○

Mon humeur — mauvais ○○○○ normal ○○○○ bon ○

L'exercice

Notes, objectifs, événements quotidiens

Livre de bord des aliments

L'alimentation	Temps	Immédiatement	Après 1 heure	Après 3 heures

Suivez votre alimentation, votre humeur, vos repas, vos calories, vos médicaments/suppléments, votre exercice physique, votre poids, votre pontage gastrique.

Livre de bord de la sleeve gastrique

Date : / /

Poids

Consommation d'eau
1 Coupe = 8 OZ

Médicaments/ suppléments

	faible	moyen	élevé
Qualité du sommeil	○	○	○
Niveau d'énergie	○	○	○
Niveau d'activité	○	○	○

Mon humeur mauvais ○○○○○○○○○ bon (normal)

L'exercice

Notes, objectifs, événements quotidiens

Livre de bord des aliments

L'alimentation	Temps	Immédiatement	Après 1 heure	Après 3 heures

Suivez votre alimentation, votre humeur, vos repas, vos calories, vos médicaments/suppléments, votre exercice physique, votre poids, votre pontage gastrique.

Livre de bord de la sleeve gastrique

Date : / /	**Médicaments/ suppléments**
Poids	

Consommation d'eau
1 Coupe = 8 OZ

	faible	moyen	élevé
Qualité du sommeil	○	○	○
Niveau d'énergie	○	○	○
Niveau d'activité	○	○	○

                mauvais   normal   bon
Mon humeur ○○○○○○○○○

L'exercice

Notes, objectifs, événements quotidiens

Livre de bord des aliments

L'alimentation	Temps	Immédiatement	Après 1 heure	Après 3 heures

Suivez votre alimentation, votre humeur, vos repas, vos calories, vos médicaments/suppléments, votre exercice physique, votre poids, votre pontage gastrique.

Livre de bord de la sleeve gastrique

Date : / /

Poids

Consommation d'eau
1 Coupe = 8 OZ

Médicaments/ suppléments

	faible	moyen	élevé
Qualité du sommeil	○	○	○
Niveau d'énergie	○	○	○
Niveau d'activité	○	○	○

Mon humeur mauvais ○○○○○○○○○ bon (normal au centre)

L'exercice

Notes, objectifs, événements quotidiens

Livre de bord des aliments

L'alimentation	Temps	Immédiatement	Après 1 heure	Après 3 heures

Suivez votre alimentation, votre humeur, vos repas, vos calories, vos médicaments/suppléments, votre exercice physique, votre poids, votre pontage gastrique.

Livre de bord de la sleeve gastrique

Date : / /

Poids

Consommation d'eau
1 Coupe = 8 OZ

Médicaments/ suppléments

	faible	moyen	élevé
Qualité du sommeil	○	○	○
Niveau d'énergie	○	○	○
Niveau d'activité	○	○	○

Mon humeur mauvais ○○○ normal ○○○ bon ○○

L'exercice

Notes, objectifs, événements quotidiens

Livre de bord des aliments

L'alimentation	Temps	Immédiatement	Après 1 heure	Après 3 heures

Suivez votre alimentation, votre humeur, vos repas, vos calories, vos médicaments/suppléments, votre exercice physique, votre poids, votre pontage gastrique.

Livre de bord de la sleeve gastrique

Date : / /

Poids

Consommation d'eau

1 Coupe = 8 OZ

Médicaments/ suppléments

	faible	moyen	élevé
Qualité du sommeil	○	○	○
Niveau d'énergie	○	○	○
Niveau d'activité	○	○	○

Mon humeur mauvais ○○○○○ normal ○○○○ bon ○

L'exercice

Notes, objectifs, événements quotidiens

Livre de bord des aliments

L'alimentation	Temps	Immédiatement	Après 1 heure	Après 3 heures

Suivez votre alimentation, votre humeur, vos repas, vos calories, vos médicaments/suppléments, votre exercice physique, votre poids, votre pontage gastrique.

Livre de bord de la sleeve gastrique

Date : / /

Poids

Consommation d'eau
1 Coupe = 8 OZ

Médicaments/ suppléments

	faible	moyen	élevé
Qualité du sommeil	○	○	○
Niveau d'énergie	○	○	○
Niveau d'activité	○	○	○

Mon humeur   mauvais ○○○ normal ○○○ bon ○○

L'exercice

Notes, objectifs, événements quotidiens

Livre de bord des aliments

L'alimentation	Temps	Immédiatement	Après 1 heure	Après 3 heures

Suivez votre alimentation, votre humeur, vos repas, vos calories, vos médicaments/suppléments, votre exercice physique, votre poids, votre pontage gastrique.

Livre de bord de la sleeve gastrique

Date : / /

Poids

Consommation d'eau
1 Coupe = 8 OZ

Médicaments/ suppléments

	faible	moyen	élevé
Qualité du sommeil	○	○	○
Niveau d'énergie	○	○	○
Niveau d'activité	○	○	○

Mon humeur — mauvais ○○○○○ normal ○○○○ bon ○

L'exercice

Notes, objectifs, événements quotidiens

Livre de bord des aliments

L'alimentation	Temps	Immédiatement	Après 1 heure	Après 3 heures

Suivez votre alimentation, votre humeur, vos repas, vos calories, vos médicaments/suppléments, votre exercice physique, votre poids, votre pontage gastrique.

Livre de bord de la sleeve gastrique

Date : / /

Poids

Consommation d'eau
1 Coupe = 8 OZ

Médicaments/ suppléments

	faible	moyen	élevé
Qualité du sommeil	○	○	○
Niveau d'énergie	○	○	○
Niveau d'activité	○	○	○

Mon humeur mauvais ○○○○○○○○○ bon (normal)

L'exercice

Notes, objectifs, événements quotidiens

Livre de bord des aliments

L'alimentation	Temps	Immédiatement	Après 1 heure	Après 3 heures

Suivez votre alimentation, votre humeur, vos repas, vos calories, vos médicaments/suppléments, votre exercice physique, votre poids, votre pontage gastrique.

Livre de bord de la sleeve gastrique

Date : / /

Poids

Consommation d'eau

1 Coupe = 8 OZ

Médicaments/ suppléments

	faible	moyen	élevé
Qualité du sommeil	○	○	○
Niveau d'énergie	○	○	○
Niveau d'activité	○	○	○

Mon humeur   mauvais ○○○○ normal ○○○○ bon ○

L'exercice

Notes, objectifs, événements quotidiens

Livre de bord des aliments

L'alimentation	Temps	Immédiatement	Après 1 heure	Après 3 heures

Suivez votre alimentation, votre humeur, vos repas, vos calories, vos médicaments/suppléments, votre exercice physique, votre poids, votre pontage gastrique.

Livre de bord de la sleeve gastrique

Date : / /

Poids

Consommation d'eau
1 Coupe = 8 OZ

Médicaments/ suppléments

	faible	moyen	élevé
Qualité du sommeil	○	○	○
Niveau d'énergie	○	○	○
Niveau d'activité	○	○	○

Mon humeur — mauvais ○○○○ normal ○○○○ bon ○

L'exercice

Notes, objectifs, événements quotidiens

Livre de bord des aliments

L'alimentation	Temps	Immédiatement	Après 1 heure	Après 3 heures

Suivez votre alimentation, votre humeur, vos repas, vos calories, vos médicaments/suppléments, votre exercice physique, votre poids, votre pontage gastrique.

Livre de bord de la sleeve gastrique

Date : / /

Poids

Consommation d'eau
1 Coupe = 8 OZ

Médicaments/ suppléments

	faible	moyen	élevé
Qualité du sommeil	○	○	○
Niveau d'énergie	○	○	○
Niveau d'activité	○	○	○

mauvais   normal   bon

Mon humeur ○○○○○○○○○

L'exercice

Notes, objectifs, événements quotidiens

Livre de bord des aliments

L'alimentation	Temps	Immédiatement	Après 1 heure	Après 3 heures

Suivez votre alimentation, votre humeur, vos repas, vos calories, vos médicaments/suppléments, votre exercice physique, votre poids, votre pontage gastrique.

Livre de bord de la sleeve gastrique

Date : / /

Poids

Consommation d'eau
1 Coupe = 8 OZ

Médicaments/ suppléments

	faible	moyen	élevé
Qualité du sommeil	○	○	○
Niveau d'énergie	○	○	○
Niveau d'activité	○	○	○

Mon humeur — mauvais ○○○ normal ○○○ bon ○○○

L'exercice

Notes, objectifs, événements quotidiens

Livre de bord des aliments

L'alimentation	Temps	Immédiatement	Après 1 heure	Après 3 heures

Suivez votre alimentation, votre humeur, vos repas, vos calories, vos médicaments/suppléments, votre exercice physique, votre poids, votre pontage gastrique.

Livre de bord de la sleeve gastrique

Date : / /

Poids

Consommation d'eau

1 Coupe = 8 OZ

Médicaments/ suppléments

	faible	moyen	élevé
Qualité du sommeil	○	○	○
Niveau d'énergie	○	○	○
Niveau d'activité	○	○	○

mauvais *normal* *bon*

Mon humeur ○○○○○○○○○

L'exercice

Notes, objectifs, événements quotidiens

Livre de bord des aliments

L'alimentation	Temps	Immédiatement	Après 1 heure	Après 3 heures

Suivez votre alimentation, votre humeur, vos repas, vos calories, vos médicaments/suppléments, votre exercice physique, votre poids, votre pontage gastrique.

Livre de bord de la sleeve gastrique

Date : / /

Poids

Consommation d'eau
1 Coupe = 8 OZ

Médicaments/ suppléments

	faible	moyen	élevé
Qualité du sommeil	○	○	○
Niveau d'énergie	○	○	○
Niveau d'activité	○	○	○

Mon humeur — mauvais ○○○ normal ○○○ bon ○○○

L'exercice

Notes, objectifs, événements quotidiens

Livre de bord des aliments

L'alimentation	Temps	Immédiatement	Après 1 heure	Après 3 heures

Suivez votre alimentation, votre humeur, vos repas, vos calories, vos médicaments/suppléments, votre exercice physique, votre poids, votre pontage gastrique.

Livre de bord de la sleeve gastrique

Date : / /

Poids

Consommation d'eau

1 Coupe = 8 OZ

Médicaments/ suppléments

_____
_____
_____

	faible	moyen	élevé
Qualité du sommeil	○	○	○
Niveau d'énergie	○	○	○
Niveau d'activité	○	○	○

Mon humeur   mauvais ○○○○○ normal ○○○○ bon ○

L'exercice

Notes, objectifs, événements quotidiens

Livre de bord des aliments

L'alimentation	Temps	Immédiatement	Après 1 heure	Après 3 heures

Suivez votre alimentation, votre humeur, vos repas, vos calories, vos médicaments/suppléments, votre exercice physique, votre poids, votre pontage gastrique.

Livre de bord de la sleeve gastrique

Date : / /

Poids

Consommation d'eau
1 Coupe = 8 OZ

Médicaments/ suppléments

	faible	moyen	élevé
Qualité du sommeil	○	○	○
Niveau d'énergie	○	○	○
Niveau d'activité	○	○	○

Mon humeur mauvais ○○○○ normal ○○○○ bon ○

L'exercice

Notes, objectifs, événements quotidiens

Livre de bord des aliments

L'alimentation	Temps	Immédiatement	Après 1 heure	Après 3 heures

Suivez votre alimentation, votre humeur, vos repas, vos calories, vos médicaments/suppléments, votre exercice physique, votre poids, votre pontage gastrique.

Livre de bord de la sleeve gastrique

Date : / /

Poids

Consommation d'eau

1 Coupe = 8 OZ

Médicaments/ suppléments

_____
_____
_____

	faible	moyen	élevé
Qualité du sommeil	○	○	○
Niveau d'énergie	○	○	○
Niveau d'activité	○	○	○

Mon humeur : mauvais ○○○○ normal ○○○○ bon ○

L'exercice

_____
_____
_____
_____
_____
_____

Notes, objectifs, événements quotidiens

_____
_____
_____
_____
_____
_____

Livre de bord des aliments

L'alimentation	Temps	Immédiatement	Après 1 heure	Après 3 heures

Suivez votre alimentation, votre humeur, vos repas, vos calories, vos médicaments/suppléments, votre exercice physique, votre poids, votre pontage gastrique.

Livre de bord de la sleeve gastrique

Date : / /

Poids

Consommation d'eau

1 Coupe = 8 OZ

Médicaments/ suppléments

	faible	moyen	élevé
Qualité du sommeil	○	○	○
Niveau d'énergie	○	○	○
Niveau d'activité	○	○	○

Mon humeur : mauvais ○○○○○○○○○ bon (normal au centre)

L'exercice

Notes, objectifs, événements quotidiens

Livre de bord des aliments

L'alimentation	Temps	Immédiatement	Après 1 heure	Après 3 heures

Suivez votre alimentation, votre humeur, vos repas, vos calories, vos médicaments/suppléments, votre exercice physique, votre poids, votre pontage gastrique.

Livre de bord de la sleeve gastrique

Date : / /

Poids

Consommation d'eau

1 Coupe = 8 OZ

Médicaments/ suppléments

_____
_____
_____

	faible	moyen	élevé
Qualité du sommeil	○	○	○
Niveau d'énergie	○	○	○
Niveau d'activité	○	○	○

Mon humeur : mauvais ○○○○○○○○○ bon (normal au centre)

L'exercice

_____
_____
_____
_____
_____

Notes, objectifs, événements quotidiens

_____
_____
_____
_____
_____
_____
_____

Livre de bord des aliments

L'alimentation	Temps	Immédiatement	Après 1 heure	Après 3 heures

Suivez votre alimentation, votre humeur, vos repas, vos calories, vos médicaments/suppléments, votre exercice physique, votre poids, votre pontage gastrique.

Livre de bord de la sleeve gastrique

Date : / /

Poids

Consommation d'eau
1 Coupe = 8 OZ

Médicaments/ suppléments

	faible	moyen	élevé
Qualité du sommeil	○	○	○
Niveau d'énergie	○	○	○
Niveau d'activité	○	○	○

Mon humeur — mauvais ○○○ normal ○○○ bon ○○

L'exercice

Notes, objectifs, événements quotidiens

Livre de bord des aliments

L'alimentation	Temps	Immédiatement	Après 1 heure	Après 3 heures

Suivez votre alimentation, votre humeur, vos repas, vos calories, vos médicaments/suppléments, votre exercice physique, votre poids, votre pontage gastrique.

Livre de bord de la sleeve gastrique

Date : / /	**Médicaments/ suppléments**
Poids	

Consommation d'eau
1 Coupe = 8 OZ

	faible	moyen	élevé
Qualité du sommeil	○	○	○
Niveau d'énergie	○	○	○
Niveau d'activité	○	○	○

Mon humeur mauvais ○○○○ normal ○○○○ bon ○

L'exercice

Notes, objectifs, événements quotidiens

Livre de bord des aliments

L'alimentation	Temps	Immédiatement	Après 1 heure	Après 3 heures

Suivez votre alimentation, votre humeur, vos repas, vos calories, vos médicaments/suppléments, votre exercice physique, votre poids, votre pontage gastrique.

Livre de bord de la sleeve gastrique

Date : / /

Poids

Consommation d'eau
1 Coupe = 8 OZ

Médicaments/ suppléments

	faible	moyen	élevé
Qualité du sommeil	○	○	○
Niveau d'énergie	○	○	○
Niveau d'activité	○	○	○

Mon humeur ○○○○○○○○○
   mauvais   normal   bon

L'exercice

Notes, objectifs, événements quotidiens

Livre de bord des aliments

L'alimentation	Temps	Immédiatement	Après 1 heure	Après 3 heures

Suivez votre alimentation, votre humeur, vos repas, vos calories, vos médicaments/suppléments, votre exercice physique, votre poids, votre pontage gastrique.

Livre de bord de la sleeve gastrique

Date :   / /

Poids

Consommation d'eau

1 Coupe = 8 OZ

Médicaments/ suppléments

	faible	moyen	élevé
Qualité du sommeil	○	○	○
Niveau d'énergie	○	○	○
Niveau d'activité	○	○	○

         mauvais   normal   bon
Mon humeur ○○○○○○○○○

L'exercice

Notes, objectifs, événements quotidiens

Livre de bord des aliments

L'alimentation	Temps	Immédiatement	Après 1 heure	Après 3 heures

Suivez votre alimentation, votre humeur, vos repas, vos calories, vos médicaments/suppléments, votre exercice physique, votre poids, votre pontage gastrique.

Livre de bord de la sleeve gastrique

Date : / /

Poids

Consommation d'eau
1 Coupe = 8 OZ

Médicaments/ suppléments

	faible	moyen	élevé
Qualité du sommeil	○	○	○
Niveau d'énergie	○	○	○
Niveau d'activité	○	○	○

Mon humeur — mauvais ○○○○○○○○○ bon (normal)

L'exercice

Notes, objectifs, événements quotidiens

Livre de bord des aliments

L'alimentation	Temps	Immédiatement	Après 1 heure	Après 3 heures

Suivez votre alimentation, votre humeur, vos repas, vos calories, vos médicaments/suppléments, votre exercice physique, votre poids, votre pontage gastrique.

Livre de bord de la sleeve gastrique

Date : / /

Poids

Consommation d'eau

1 Coupe = 8 OZ

Médicaments/ suppléments

	faible	moyen	élevé
Qualité du sommeil	○	○	○
Niveau d'énergie	○	○	○
Niveau d'activité	○	○	○

Mon humeur — mauvais ○○○○○○○○○ bon (normal)

L'exercice

Notes, objectifs, événements quotidiens

Livre de bord des aliments

L'alimentation	Temps	Immédiatement	Après 1 heure	Après 3 heures

Suivez votre alimentation, votre humeur, vos repas, vos calories, vos médicaments/suppléments, votre exercice physique, votre poids, votre pontage gastrique.

Livre de bord de la sleeve gastrique

Date : / /

Poids

Consommation d'eau
1 Coupe = 8 OZ

Médicaments/ suppléments

	faible	moyen	élevé
Qualité du sommeil	○	○	○
Niveau d'énergie	○	○	○
Niveau d'activité	○	○	○

Mon humeur mauvais ○○○○○○○○○ bon (normal)

L'exercice

Notes, objectifs, événements quotidiens

Livre de bord des aliments

L'alimentation	Temps	Immédiatement	Après 1 heure	Après 3 heures

Suivez votre alimentation, votre humeur, vos repas, vos calories, vos médicaments/suppléments, votre exercice physique, votre poids, votre pontage gastrique.

Livre de bord de la sleeve gastrique

Date : / /

Poids

Consommation d'eau

1 Coupe = 8 OZ

	faible	moyen	élevé
Qualité du sommeil	○	○	○
Niveau d'énergie	○	○	○
Niveau d'activité	○	○	○

Mon humeur   mauvais ○○○○ normal ○○○○ bon ○

Médicaments/ suppléments

L'exercice

Notes, objectifs, événements quotidiens

Livre de bord des aliments

L'alimentation	Temps	Immédiatement	Après 1 heure	Après 3 heures

Suivez votre alimentation, votre humeur, vos repas, vos calories, vos médicaments/suppléments, votre exercice physique, votre poids, votre pontage gastrique.

Livre de bord de la sleeve gastrique

Date : / /

Poids

Consommation d'eau
1 Coupe = 8 OZ

Médicaments/ suppléments

	faible	moyen	élevé
Qualité du sommeil	○	○	○
Niveau d'énergie	○	○	○
Niveau d'activité	○	○	○

Mon humeur — mauvais ○○○ normal ○○○○ bon ○○

L'exercice

Notes, objectifs, événements quotidiens

Livre de bord des aliments

L'alimentation	Temps	Immédiatement	Après 1 heure	Après 3 heures

Suivez votre alimentation, votre humeur, vos repas, vos calories, vos médicaments/suppléments, votre exercice physique, votre poids, votre pontage gastrique.

Livre de bord de la sleeve gastrique

Date : / /

Poids

Consommation d'eau
1 Coupe = 8 OZ

Médicaments/ suppléments

	faible	moyen	élevé
Qualité du sommeil	○	○	○
Niveau d'énergie	○	○	○
Niveau d'activité	○	○	○

Mon humeur mauvais ○○○○ normal ○○○○ bon ○

L'exercice

Notes, objectifs, événements quotidiens

Livre de bord des aliments

L'alimentation	Temps	Immédiatement	Après 1 heure	Après 3 heures

Suivez votre alimentation, votre humeur, vos repas, vos calories, vos médicaments/suppléments, votre exercice physique, votre poids, votre pontage gastrique.

Livre de bord de la sleeve gastrique

Date : / /	Médicaments/ suppléments
Poids	

Consommation d'eau
1 Coupe = 8 OZ

	faible	moyen	élevé
Qualité du sommeil	○	○	○
Niveau d'énergie	○	○	○
Niveau d'activité	○	○	○

Mon humeur — mauvais ○○○○ normal ○○○○ bon ○

L'exercice

Notes, objectifs, événements quotidiens

Livre de bord des aliments

L'alimentation	Temps	Immédiatement	Après 1 heure	Après 3 heures

Suivez votre alimentation, votre humeur, vos repas, vos calories, vos médicaments/suppléments, votre exercice physique, votre poids, votre pontage gastrique.

Livre de bord de la sleeve gastrique

Date : / /

Poids

Consommation d'eau
1 Coupe = 8 OZ

Médicaments/ suppléments

	faible	moyen	élevé
Qualité du sommeil	○	○	○
Niveau d'énergie	○	○	○
Niveau d'activité	○	○	○

Mon humeur mauvais ○○○○ normal ○○○○ bon ○

L'exercice

Notes, objectifs, événements quotidiens

Livre de bord des aliments

L'alimentation	Temps	Immédiatement	Après 1 heure	Après 3 heures

Suivez votre alimentation, votre humeur, vos repas, vos calories, vos médicaments/suppléments, votre exercice physique, votre poids, votre pontage gastrique.

Livre de bord de la sleeve gastrique

Date : / /

Poids

Consommation d'eau
1 Coupe = 8 OZ

Médicaments/ suppléments
_____
_____
_____
_____

	faible	moyen	élevé
Qualité du sommeil	○	○	○
Niveau d'énergie	○	○	○
Niveau d'activité	○	○	○

Mon humeur mauvais ○○○○ normal ○○○○ bon

L'exercice

Notes, objectifs, événements quotidiens

Livre de bord des aliments

L'alimentation	Temps	Immédiatement	Après 1 heure	Après 3 heures

Suivez votre alimentation, votre humeur, vos repas, vos calories, vos médicaments/suppléments, votre exercice physique, votre poids, votre pontage gastrique.

Livre de bord de la sleeve gastrique

Date : / /

Poids

Consommation d'eau

1 Coupe = 8 OZ

Médicaments/ suppléments

	faible	moyen	élevé
Qualité du sommeil	○	○	○
Niveau d'énergie	○	○	○
Niveau d'activité	○	○	○

Mon humeur mauvais ○○○○ normal ○○○○ bon ○

L'exercice

Notes, objectifs, événements quotidiens

Livre de bord des aliments

L'alimentation	Temps	Immédiatement	Après 1 heure	Après 3 heures

Suivez votre alimentation, votre humeur, vos repas, vos calories, vos médicaments/suppléments, votre exercice physique, votre poids, votre pontage gastrique.

Livre de bord de la sleeve gastrique

Date : / /

Poids

Consommation d'eau
1 Coupe = 8 OZ

Médicaments/ suppléments

	faible	moyen	élevé
Qualité du sommeil	○	○	○
Niveau d'énergie	○	○	○
Niveau d'activité	○	○	○

Mon humeur mauvais ○○○○ normal ○○○○ bon

L'exercice

Notes, objectifs, événements quotidiens

Livre de bord des aliments

L'alimentation	Temps	Immédiatement	Après 1 heure	Après 3 heures

Suivez votre alimentation, votre humeur, vos repas, vos calories, vos médicaments/suppléments, votre exercice physique, votre poids, votre pontage gastrique.

Livre de bord de la sleeve gastrique

Date : / /

Poids

Consommation d'eau

1 Coupe = 8 OZ

Médicaments/ suppléments

_____
_____
_____
_____

	faible	moyen	élevé
Qualité du sommeil	○	○	○
Niveau d'énergie	○	○	○
Niveau d'activité	○	○	○

mauvais   normal   bon
Mon humeur ○○○○○○○○○

L'exercice

_____
_____
_____
_____
_____
_____
_____

Notes, objectifs, événements quotidiens

_____
_____
_____
_____
_____
_____
_____

Livre de bord des aliments

L'alimentation	Temps	Immédiatement	Après 1 heure	Après 3 heures

Suivez votre alimentation, votre humeur, vos repas, vos calories, vos médicaments/suppléments, votre exercice physique, votre poids, votre pontage gastrique.

Livre de bord de la sleeve gastrique

Date : / /

Poids

Consommation d'eau
1 Coupe = 8 OZ

Médicaments/ suppléments
_____
_____
_____
_____

	faible	moyen	élevé
Qualité du sommeil	○	○	○
Niveau d'énergie	○	○	○
Niveau d'activité	○	○	○

Mon humeur — mauvais ○○○○ normal ○○○○ bon ○

L'exercice
_____
_____
_____
_____
_____
_____

Notes, objectifs, événements quotidiens
_____
_____
_____
_____
_____
_____
_____

Livre de bord des aliments

L'alimentation	Temps	Immédiatement	Après 1 heure	Après 3 heures

Suivez votre alimentation, votre humeur, vos repas, vos calories, vos médicaments/suppléments, votre exercice physique, votre poids, votre pontage gastrique.

Livre de bord de la sleeve gastrique

Date : / /

Poids

Consommation d'eau

1 Coupe = 8 OZ

Médicaments/ suppléments

_____
_____
_____

	faible	moyen	élevé
Qualité du sommeil	○	○	○
Niveau d'énergie	○	○	○
Niveau d'activité	○	○	○

Mon humeur mauvais ○○○○ normal ○○○○ bon ○

L'exercice

_____
_____
_____
_____
_____

Notes, objectifs, événements quotidiens

_____
_____
_____
_____
_____

Livre de bord des aliments

L'alimentation	Temps	Immédiatement	Après 1 heure	Après 3 heures

Suivez votre alimentation, votre humeur, vos repas, vos calories, vos médicaments/suppléments, votre exercice physique, votre poids, votre pontage gastrique.

Livre de bord de la sleeve gastrique

Date : / /

Poids

Médicaments/ suppléments

Consommation d'eau
1 Coupe = 8 OZ

	faible	moyen	élevé
Qualité du sommeil	○	○	○
Niveau d'énergie	○	○	○
Niveau d'activité	○	○	○

Mon humeur — mauvais ○○○○○○○○○ bon (normal)

L'exercice

Notes, objectifs, événements quotidiens

Livre de bord des aliments

L'alimentation	Temps	Immédiatement	Après 1 heure	Après 3 heures

Suivez votre alimentation, votre humeur, vos repas, vos calories, vos médicaments/suppléments, votre exercice physique, votre poids, votre pontage gastrique.

Livre de bord de la sleeve gastrique

Date : / /

Poids

Consommation d'eau

1 Coupe = 8 OZ

Médicaments/ suppléments

	faible	moyen	élevé
Qualité du sommeil	○	○	○
Niveau d'énergie	○	○	○
Niveau d'activité	○	○	○

Mon humeur mauvais ○○○○○○○○○ bon (normal)

L'exercice

Notes, objectifs, événements quotidiens

Livre de bord des aliments

L'alimentation	Temps	Immédiatement	Après 1 heure	Après 3 heures

Suivez votre alimentation, votre humeur, vos repas, vos calories, vos médicaments/suppléments, votre exercice physique, votre poids, votre pontage gastrique.

Livre de bord de la sleeve gastrique

Date : / /	**Médicaments/ suppléments**
Poids	

Consommation d'eau
1 Coupe = 8 OZ

	faible	moyen	élevé
Qualité du sommeil	○	○	○
Niveau d'énergie	○	○	○
Niveau d'activité	○	○	○

Mon humeur mauvais ○○○○ normal ○○○○ bon

L'exercice

Notes, objectifs, événements quotidiens

Livre de bord des aliments

L'alimentation	Temps	Immédiatement	Après 1 heure	Après 3 heures

Suivez votre alimentation, votre humeur, vos repas, vos calories, vos médicaments/suppléments, votre exercice physique, votre poids, votre pontage gastrique.

Livre de bord de la sleeve gastrique

Date : / /

Poids

Consommation d'eau
1 Coupe = 8 OZ

Médicaments/ suppléments

	faible	moyen	élevé
Qualité du sommeil	○	○	○
Niveau d'énergie	○	○	○
Niveau d'activité	○	○	○

Mon humeur — mauvais ○○○○○ normal ○○○○ bon

L'exercice

Notes, objectifs, événements quotidiens

Livre de bord des aliments

L'alimentation	Temps	Immédiatement	Après 1 heure	Après 3 heures

Suivez votre alimentation, votre humeur, vos repas, vos calories, vos médicaments/suppléments, votre exercice physique, votre poids, votre pontage gastrique.

Livre de bord de la sleeve gastrique

Date :   /   /

Poids

Médicaments/ suppléments

Consommation d'eau

1 Coupe = 8 OZ

	faible	moyen	élevé
Qualité du sommeil	○	○	○
Niveau d'énergie	○	○	○
Niveau d'activité	○	○	○

Mon humeur   mauvais ○○○ normal ○○○ bon ○○○

L'exercice

Notes, objectifs, événements quotidiens

Livre de bord des aliments

L'alimentation	Temps	Immédiatement	Après 1 heure	Après 3 heures

Suivez votre alimentation, votre humeur, vos repas, vos calories, vos médicaments/suppléments, votre exercice physique, votre poids, votre pontage gastrique.

Livre de bord de la sleeve gastrique

Date : / /

Poids

Consommation d'eau
1 Coupe = 8 OZ

Médicaments/ suppléments

	faible	moyen	élevé
Qualité du sommeil	○	○	○
Niveau d'énergie	○	○	○
Niveau d'activité	○	○	○

Mon humeur — mauvais ○○○○○ normal ○○○○ bon

L'exercice

Notes, objectifs, événements quotidiens

Livre de bord des aliments

L'alimentation	Temps	Immédiatement	Après 1 heure	Après 3 heures

Suivez votre alimentation, votre humeur, vos repas, vos calories, vos médicaments/suppléments, votre exercice physique, votre poids, votre pontage gastrique.

Livre de bord de la sleeve gastrique

Date : / /	**Médicaments/ suppléments**
Poids	

Consommation d'eau
1 Coupe = 8 OZ

	faible	moyen	élevé
Qualité du sommeil	○	○	○
Niveau d'énergie	○	○	○
Niveau d'activité	○	○	○

Mon humeur   mauvais ○○○○ normal ○○○ bon ○○

L'exercice

Notes, objectifs, événements quotidiens

Livre de bord des aliments

L'alimentation	Temps	Immédiatement	Après 1 heure	Après 3 heures

Suivez votre alimentation, votre humeur, vos repas, vos calories, vos médicaments/suppléments, votre exercice physique, votre poids, votre pontage gastrique.

Livre de bord de la sleeve gastrique

Date :   /   /

Poids

Consommation d'eau

1 Coupe = 8 OZ

Médicaments/ suppléments

_____
_____
_____

	faible	moyen	élevé
Qualité du sommeil	○	○	○
Niveau d'énergie	○	○	○
Niveau d'activité	○	○	○

Mon humeur   mauvais ○○○ normal ○○○ bon ○○○

L'exercice

_____
_____
_____
_____
_____
_____

Notes, objectifs, événements quotidiens

_____
_____
_____
_____
_____
_____
_____

Livre de bord des aliments

L'alimentation	Temps	Immédiatement	Après 1 heure	Après 3 heures

Suivez votre alimentation, votre humeur, vos repas, vos calories, vos médicaments/suppléments, votre exercice physique, votre poids, votre pontage gastrique.

Livre de bord de la sleeve gastrique

Date : / /

Poids

Consommation d'eau
1 Coupe = 8 OZ

Médicaments/ suppléments
_____
_____
_____

	faible	moyen	élevé
Qualité du sommeil	○	○	○
Niveau d'énergie	○	○	○
Niveau d'activité	○	○	○

Mon humeur — mauvais ○○○ normal ○○○ bon ○○○

L'exercice
_____
_____
_____
_____
_____

Notes, objectifs, événements quotidiens
_____
_____
_____
_____
_____
_____
_____

Livre de bord des aliments

L'alimentation	Temps	Immédiatement	Après 1 heure	Après 3 heures

Suivez votre alimentation, votre humeur, vos repas, vos calories, vos médicaments/suppléments, votre exercice physique, votre poids, votre pontage gastrique.

Livre de bord de la sleeve gastrique

Date : / /

Poids

Consommation d'eau

1 Coupe = 8 OZ

Médicaments/ suppléments

	faible	moyen	élevé
Qualité du sommeil	○	○	○
Niveau d'énergie	○	○	○
Niveau d'activité	○	○	○

Mon humeur mauvais ○○○○ normal ○○○○ bon ○

L'exercice

Notes, objectifs, événements quotidiens

Livre de bord des aliments

L'alimentation	Temps	Immédiatement	Après 1 heure	Après 3 heures

Suivez votre alimentation, votre humeur, vos repas, vos calories, vos médicaments/suppléments, votre exercice physique, votre poids, votre pontage gastrique.

Livre de bord de la sleeve gastrique

Date :   /   /

Poids

Consommation d'eau
1 Coupe = 8 OZ

Médicaments/ suppléments

	faible	moyen	élevé
Qualité du sommeil	○	○	○
Niveau d'énergie	○	○	○
Niveau d'activité	○	○	○

Mon humeur   mauvais   normal   bon
○○○○○○○○○

L'exercice

Notes, objectifs, événements quotidiens

Livre de bord des aliments

L'alimentation	Temps	Immédiatement	Après 1 heure	Après 3 heures

Suivez votre alimentation, votre humeur, vos repas, vos calories, vos médicaments/suppléments, votre exercice physique, votre poids, votre pontage gastrique.

Livre de bord de la sleeve gastrique

Date : / /

Poids

Consommation d'eau
1 Coupe = 8 OZ

Médicaments/ suppléments

	faible	moyen	élevé
Qualité du sommeil	○	○	○
Niveau d'énergie	○	○	○
Niveau d'activité	○	○	○

mauvais   *normal*   *bon*
Mon humeur ○○○○○○○○○

L'exercice

Notes, objectifs, événements quotidiens

Livre de bord des aliments

L'alimentation	Temps	Immédiatement	Après 1 heure	Après 3 heures

Suivez votre alimentation, votre humeur, vos repas, vos calories, vos médicaments/suppléments, votre exercice physique, votre poids, votre pontage gastrique.

Livre de bord de la sleeve gastrique

Date : / /

Poids

Consommation d'eau

1 Coupe = 8 OZ

Médicaments/ suppléments

	faible	moyen	élevé
Qualité du sommeil	○	○	○
Niveau d'énergie	○	○	○
Niveau d'activité	○	○	○

mauvais — normal — bon

Mon humeur ○○○○○○○○○

L'exercice

Notes, objectifs, événements quotidiens

Livre de bord des aliments

L'alimentation	Temps	Immédiatement	Après 1 heure	Après 3 heures

Suivez votre alimentation, votre humeur, vos repas, vos calories, vos médicaments/suppléments, votre exercice physique, votre poids, votre pontage gastrique.

Livre de bord de la sleeve gastrique

Date :   /   /

Poids

Consommation d'eau

1 Coupe = 8 OZ

Médicaments/ suppléments

_____
_____
_____

	faible	moyen	élevé
Qualité du sommeil	○	○	○
Niveau d'énergie	○	○	○
Niveau d'activité	○	○	○

Mon humeur — mauvais ○○○○○○○○○ bon

L'exercice

_____
_____
_____
_____
_____
_____

Notes, objectifs, événements quotidiens

_____
_____
_____
_____
_____
_____

Livre de bord des aliments

L'alimentation	Temps	Immédiatement	Après 1 heure	Après 3 heures

Suivez votre alimentation, votre humeur, vos repas, vos calories, vos médicaments/suppléments, votre exercice physique, votre poids, votre pontage gastrique.

Livre de bord de la sleeve gastrique

Date : / /

Poids

Consommation d'eau
1 Coupe = 8 OZ

Médicaments/ suppléments

	faible	moyen	élevé
Qualité du sommeil	○	○	○
Niveau d'énergie	○	○	○
Niveau d'activité	○	○	○

Mon humeur ○○○○○○○○○
  mauvais   normal   bon

L'exercice

Notes, objectifs, événements quotidiens

Livre de bord des aliments

L'alimentation	Temps	Immédiatement	Après 1 heure	Après 3 heures

Suivez votre alimentation, votre humeur, vos repas, vos calories, vos médicaments/suppléments, votre exercice physique, votre poids, votre pontage gastrique.

Livre de bord de la sleeve gastrique

Date : / /

Poids

Consommation d'eau

1 Coupe = 8 OZ

Médicaments/ suppléments

	faible	moyen	élevé
Qualité du sommeil	○	○	○
Niveau d'énergie	○	○	○
Niveau d'activité	○	○	○

mauvais — normal — bon

Mon humeur ○○○○○○○○○

L'exercice

Notes, objectifs, événements quotidiens

Livre de bord des aliments

L'alimentation	Temps	Immédiatement	Après 1 heure	Après 3 heures

Suivez votre alimentation, votre humeur, vos repas, vos calories, vos médicaments/suppléments, votre exercice physique, votre poids, votre pontage gastrique.

Livre de bord de la sleeve gastrique

Date : / /

Poids

Consommation d'eau
1 Coupe = 8 OZ

Médicaments/ suppléments

	faible	moyen	élevé
Qualité du sommeil	○	○	○
Niveau d'énergie	○	○	○
Niveau d'activité	○	○	○

Mon humeur ○○○○○○○○○
mauvais — normal — bon

L'exercice

Notes, objectifs, événements quotidiens

Livre de bord des aliments

L'alimentation	Temps	Immédiatement	Après 1 heure	Après 3 heures

Suivez votre alimentation, votre humeur, vos repas, vos calories, vos médicaments/suppléments, votre exercice physique, votre poids, votre pontage gastrique.

Livre de bord de la sleeve gastrique

Date : / /

Poids

Consommation d'eau

1 Coupe = 8 OZ

Médicaments/ suppléments

	faible	moyen	élevé
Qualité du sommeil	○	○	○
Niveau d'énergie	○	○	○
Niveau d'activité	○	○	○

mauvais   *normal*   *bon*

Mon humeur ○○○○○○○○○

L'exercice

Notes, objectifs, événements quotidiens

Livre de bord des aliments

L'alimentation	Temps	Immédiatement	Après 1 heure	Après 3 heures

Suivez votre alimentation, votre humeur, vos repas, vos calories, vos médicaments/suppléments, votre exercice physique, votre poids, votre pontage gastrique.

Livre de bord de la sleeve gastrique

Date :   /   /

Poids

Consommation d'eau

1 Coupe = 8 OZ

Médicaments/ suppléments

_____
_____
_____
_____

	faible	moyen	élevé
Qualité du sommeil	○	○	○
Niveau d'énergie	○	○	○
Niveau d'activité	○	○	○

       mauvais   normal   bon
Mon humeur ○○○○○○○○○

L'exercice

Notes, objectifs, événements quotidiens

Livre de bord des aliments

L'alimentation	Temps	Immédiatement	Après 1 heure	Après 3 heures

Suivez votre alimentation, votre humeur, vos repas, vos calories, vos médicaments/suppléments, votre exercice physique, votre poids, votre pontage gastrique.

Livre de bord de la sleeve gastrique

Date : / /

Poids

Consommation d'eau
1 Coupe = 8 OZ

Médicaments/ suppléments
_____
_____
_____

	faible	moyen	élevé
Qualité du sommeil	○	○	○
Niveau d'énergie	○	○	○
Niveau d'activité	○	○	○

Mon humeur — mauvais ○○○○○ normal ○○○○ bon

L'exercice
_____
_____
_____
_____
_____

Notes, objectifs, événements quotidiens
_____
_____
_____
_____
_____
_____

Livre de bord des aliments

L'alimentation	Temps	Immédiatement	Après 1 heure	Après 3 heures

Suivez votre alimentation, votre humeur, vos repas, vos calories, vos médicaments/suppléments, votre exercice physique, votre poids, votre pontage gastrique.

Livre de bord de la sleeve gastrique

Date : / /

Poids

Consommation d'eau
1 Coupe = 8 OZ

Médicaments/ suppléments

	faible	moyen	élevé
Qualité du sommeil	○	○	○
Niveau d'énergie	○	○	○
Niveau d'activité	○	○	○

Mon humeur mauvais ○○○○○○○○○ bon
(normal au centre)

L'exercice

Notes, objectifs, événements quotidiens

Livre de bord des aliments

L'alimentation	Temps	Immédiatement	Après 1 heure	Après 3 heures

Suivez votre alimentation, votre humeur, vos repas, vos calories, vos médicaments/suppléments, votre exercice physique, votre poids, votre pontage gastrique.

Livre de bord de la sleeve gastrique

Date : / /

Poids

Consommation d'eau
1 Coupe = 8 OZ

Médicaments/ suppléments

	faible	moyen	élevé
Qualité du sommeil	○	○	○
Niveau d'énergie	○	○	○
Niveau d'activité	○	○	○

Mon humeur mauvais ○○○○ normal ○○○○ bon ○

L'exercice

Notes, objectifs, événements quotidiens

Livre de bord des aliments

L'alimentation	Temps	Immédiatement	Après 1 heure	Après 3 heures

Suivez votre alimentation, votre humeur, vos repas, vos calories, vos médicaments/suppléments, votre exercice physique, votre poids, votre pontage gastrique.

Livre de bord de la sleeve gastrique

Date : / /

Poids

Médicaments/ suppléments

Consommation d'eau
1 Coupe = 8 OZ

	faible	moyen	élevé
Qualité du sommeil	○	○	○
Niveau d'énergie	○	○	○
Niveau d'activité	○	○	○

Mon humeur — mauvais ○○○○ normal ○○○○ bon

L'exercice

Notes, objectifs, événements quotidiens

Livre de bord des aliments

L'alimentation	Temps	Immédiatement	Après 1 heure	Après 3 heures

Suivez votre alimentation, votre humeur, vos repas, vos calories, vos médicaments/suppléments, votre exercice physique, votre poids, votre pontage gastrique.

Livre de bord de la sleeve gastrique

Date : / /

Poids

Consommation d'eau
1 Coupe = 8 OZ

Médicaments/ suppléments

	faible	moyen	élevé
Qualité du sommeil	○	○	○
Niveau d'énergie	○	○	○
Niveau d'activité	○	○	○

Mon humeur — mauvais ○○○○ normal ○○○ bon ○○

L'exercice

Notes, objectifs, événements quotidiens

Livre de bord des aliments

L'alimentation	Temps	Immédiatement	Après 1 heure	Après 3 heures

Suivez votre alimentation, votre humeur, vos repas, vos calories, vos médicaments/suppléments, votre exercice physique, votre poids, votre pontage gastrique.

Livre de bord de la sleeve gastrique

Date : / /

Poids

Médicaments/ suppléments

Consommation d'eau
1 Coupe = 8 OZ

	faible	moyen	élevé
Qualité du sommeil	○	○	○
Niveau d'énergie	○	○	○
Niveau d'activité	○	○	○

mauvais — normal — bon

Mon humeur ○○○○○○○○○

L'exercice

Notes, objectifs, événements quotidiens

Livre de bord des aliments

L'alimentation	Temps	Immédiatement	Après 1 heure	Après 3 heures

Suivez votre alimentation, votre humeur, vos repas, vos calories, vos médicaments/suppléments, votre exercice physique, votre poids, votre pontage gastrique.

Livre de bord de la sleeve gastrique

Date : / /

Poids

Consommation d'eau
1 Coupe = 8 OZ

Médicaments/ suppléments

	faible	moyen	élevé
Qualité du sommeil	○	○	○
Niveau d'énergie	○	○	○
Niveau d'activité	○	○	○

Mon humeur mauvais ○○○○○○○○○ bon (normal)

L'exercice

Notes, objectifs, événements quotidiens

Livre de bord des aliments

L'alimentation	Temps	Immédiatement	Après 1 heure	Après 3 heures

Suivez votre alimentation, votre humeur, vos repas, vos calories, vos médicaments/suppléments, votre exercice physique, votre poids, votre pontage gastrique.

Livre de bord de la sleeve gastrique

Date : / /

Poids

Consommation d'eau
1 Coupe = 8 OZ

Médicaments/ suppléments

	faible	moyen	élevé
Qualité du sommeil	○	○	○
Niveau d'énergie	○	○	○
Niveau d'activité	○	○	○

Mon humeur — mauvais ○○○○ normal ○○○○ bon ○

L'exercice

Notes, objectifs, événements quotidiens

Livre de bord des aliments

L'alimentation	Temps	Immédiatement	Après 1 heure	Après 3 heures

Suivez votre alimentation, votre humeur, vos repas, vos calories, vos médicaments/suppléments, votre exercice physique, votre poids, votre pontage gastrique.

Livre de bord de la sleeve gastrique

Date : / /
Poids

Consommation d'eau

1 Coupe = 8 OZ

Médicaments/ suppléments

	faible	moyen	élevé
Qualité du sommeil	○	○	○
Niveau d'énergie	○	○	○
Niveau d'activité	○	○	○

Mon humeur   mauvais ○○○○ normal ○○○○ bon ○

L'exercice

Notes, objectifs, événements quotidiens

Livre de bord des aliments

L'alimentation	Temps	Immédiatement	Après 1 heure	Après 3 heures

Suivez votre alimentation, votre humeur, vos repas, vos calories, vos médicaments/suppléments, votre exercice physique, votre poids, votre pontage gastrique.

Livre de bord de la sleeve gastrique

Date :   /   /

Poids

Consommation d'eau
1 Coupe = 8 OZ

Médicaments/ suppléments

	faible	moyen	élevé
Qualité du sommeil	○	○	○
Niveau d'énergie	○	○	○
Niveau d'activité	○	○	○

Mon humeur   mauvais ○○○○ normal ○○○○ bon ○

L'exercice

Notes, objectifs, événements quotidiens

Livre de bord des aliments

L'alimentation	Temps	Immédiatement	Après 1 heure	Après 3 heures

Suivez votre alimentation, votre humeur, vos repas, vos calories, vos médicaments/suppléments, votre exercice physique, votre poids, votre pontage gastrique.

Livre de bord de la sleeve gastrique

Date : / /

Poids

Consommation d'eau
1 Coupe = 8 OZ

Médicaments/ suppléments

	faible	moyen	élevé
Qualité du sommeil	○	○	○
Niveau d'énergie	○	○	○
Niveau d'activité	○	○	○

Mon humeur mauvais ○○○○○○○○○ bon

L'exercice

Notes, objectifs, événements quotidiens

Livre de bord des aliments

L'alimentation	Temps	Immédiatement	Après 1 heure	Après 3 heures

Suivez votre alimentation, votre humeur, vos repas, vos calories, vos médicaments/suppléments, votre exercice physique, votre poids, votre pontage gastrique.

Livre de bord de la sleeve gastrique

Date : / /

Poids

Consommation d'eau
1 Coupe = 8 OZ

Médicaments/ suppléments

	faible	moyen	élevé
Qualité du sommeil	○	○	○
Niveau d'énergie	○	○	○
Niveau d'activité	○	○	○

Mon humeur mauvais ○○○○○○○○ bon (normal)

L'exercice

Notes, objectifs, événements quotidiens

Livre de bord des aliments

L'alimentation	Temps	Immédiatement	Après 1 heure	Après 3 heures

Suivez votre alimentation, votre humeur, vos repas, vos calories, vos médicaments/suppléments, votre exercice physique, votre poids, votre pontage gastrique.

Livre de bord de la sleeve gastrique

Date : / /

Poids

Consommation d'eau

1 Coupe = 8 OZ

Médicaments/ suppléments

	faible	moyen	élevé
Qualité du sommeil	○	○	○
Niveau d'énergie	○	○	○
Niveau d'activité	○	○	○

Mon humeur mauvais ○○○○ normal ○○○○ bon ○

L'exercice

Notes, objectifs, événements quotidiens

Livre de bord des aliments

L'alimentation	Temps	Immédiatement	Après 1 heure	Après 3 heures

Suivez votre alimentation, votre humeur, vos repas, vos calories, vos médicaments/suppléments, votre exercice physique, votre poids, votre pontage gastrique.

Livre de bord de la sleeve gastrique

Date : / /

Poids

Consommation d'eau
1 Coupe = 8 OZ

Médicaments/ suppléments

	faible	moyen	élevé
Qualité du sommeil	○	○	○
Niveau d'énergie	○	○	○
Niveau d'activité	○	○	○

Mon humeur   mauvais   normal   bon
○○○○○○○○○

L'exercice

Notes, objectifs, événements quotidiens

Livre de bord des aliments

L'alimentation	Temps	Immédiatement	Après 1 heure	Après 3 heures

Suivez votre alimentation, votre humeur, vos repas, vos calories, vos médicaments/suppléments, votre exercice physique, votre poids, votre pontage gastrique.

Livre de bord de la sleeve gastrique

Date : / /

Poids

Consommation d'eau

1 Coupe = 8 OZ

Médicaments/ suppléments

	faible	moyen	élevé
Qualité du sommeil	○	○	○
Niveau d'énergie	○	○	○
Niveau d'activité	○	○	○

Mon humeur — mauvais ○○○○ normal ○○○○ bon ○

L'exercice

Notes, objectifs, événements quotidiens

Livre de bord des aliments

L'alimentation	Temps	Immédiatement	Après 1 heure	Après 3 heures

Suivez votre alimentation, votre humeur, vos repas, vos calories, vos médicaments/suppléments, votre exercice physique, votre poids, votre pontage gastrique.

Livre de bord de la sleeve gastrique

Date : / /

Poids

Consommation d'eau
1 Coupe = 8 OZ

Médicaments/ suppléments
_____
_____
_____

	faible	moyen	élevé
Qualité du sommeil	○	○	○
Niveau d'énergie	○	○	○
Niveau d'activité	○	○	○

Mon humeur   mauvais ○○○○ normal ○○○○ bon ○

L'exercice
_____
_____
_____
_____
_____
_____

Notes, objectifs, événements quotidiens
_____
_____
_____
_____
_____
_____
_____

Livre de bord des aliments

L'alimentation	Temps	Immédiatement	Après 1 heure	Après 3 heures

Suivez votre alimentation, votre humeur, vos repas, vos calories, vos médicaments/suppléments, votre exercice physique, votre poids, votre pontage gastrique.

Livre de bord de la sleeve gastrique

Date : / /

Poids

Consommation d'eau
1 Coupe = 8 OZ

Médicaments/ suppléments

	faible	moyen	élevé
Qualité du sommeil	○	○	○
Niveau d'énergie	○	○	○
Niveau d'activité	○	○	○

Mon humeur — mauvais ○○○○○○○○○ bon (normal au centre)

L'exercice

Notes, objectifs, événements quotidiens

Livre de bord des aliments

L'alimentation	Temps	Immédiatement	Après 1 heure	Après 3 heures

Suivez votre alimentation, votre humeur, vos repas, vos calories, vos médicaments/suppléments, votre exercice physique, votre poids, votre pontage gastrique.

Livre de bord de la sleeve gastrique

Date :   /   /

Poids

Médicaments/ suppléments

Consommation d'eau

1 Coupe = 8 OZ

	faible	moyen	élevé
Qualité du sommeil	○	○	○
Niveau d'énergie	○	○	○
Niveau d'activité	○	○	○

Mon humeur   mauvais ○○○○ normal ○○○○ bon ○

L'exercice

Notes, objectifs, événements quotidiens

Livre de bord des aliments

L'alimentation	Temps	Immédiatement	Après 1 heure	Après 3 heures

Suivez votre alimentation, votre humeur, vos repas, vos calories, vos médicaments/suppléments, votre exercice physique, votre poids, votre pontage gastrique.

Livre de bord de la sleeve gastrique

Date : / /

Poids

Consommation d'eau
1 Coupe = 8 OZ

Médicaments/ suppléments
_____
_____
_____

	faible	moyen	élevé
Qualité du sommeil	○	○	○
Niveau d'énergie	○	○	○
Niveau d'activité	○	○	○

Mon humeur mauvais ○○○○ normal ○○○ bon ○○

L'exercice
_____
_____
_____
_____
_____

Notes, objectifs, événements quotidiens
_____
_____
_____
_____
_____
_____
_____

Livre de bord des aliments

L'alimentation	Temps	Immédiatement	Après 1 heure	Après 3 heures

Suivez votre alimentation, votre humeur, vos repas, vos calories, vos médicaments/suppléments, votre exercice physique, votre poids, votre pontage gastrique.

Livre de bord de la sleeve gastrique

Date : / /

Poids

Consommation d'eau
1 Coupe = 8 OZ

Médicaments/ suppléments

	faible	moyen	élevé
Qualité du sommeil	○	○	○
Niveau d'énergie	○	○	○
Niveau d'activité	○	○	○

Mon humeur mauvais ○○○○○○○○○ bon (normal)

L'exercice

Notes, objectifs, événements quotidiens

Livre de bord des aliments

L'alimentation	Temps	Immédiatement	Après 1 heure	Après 3 heures

Suivez votre alimentation, votre humeur, vos repas, vos calories, vos médicaments/suppléments, votre exercice physique, votre poids, votre pontage gastrique.

Livre de bord de la sleeve gastrique

Date : / /

Poids

Médicaments/ suppléments

_____
_____
_____

Consommation d'eau
1 Coupe = 8 OZ

	faible	moyen	élevé
Qualité du sommeil	○	○	○
Niveau d'énergie	○	○	○
Niveau d'activité	○	○	○

Mon humeur   mauvais ○○○○ normal ○○○○ bon ○

L'exercice

Notes, objectifs, événements quotidiens

Livre de bord des aliments

L'alimentation	Temps	Immédiatement	Après 1 heure	Après 3 heures

Suivez votre alimentation, votre humeur, vos repas, vos calories, vos médicaments/suppléments, votre exercice physique, votre poids, votre pontage gastrique.

Livre de bord de la sleeve gastrique

Date : / /

Poids

Consommation d'eau
1 Coupe = 8 OZ

Médicaments/ suppléments
_____
_____
_____
_____

	faible	moyen	élevé
Qualité du sommeil	○	○	○
Niveau d'énergie	○	○	○
Niveau d'activité	○	○	○

Mon humeur mauvais ○○○ normal ○○○○ bon ○○

L'exercice
_____
_____
_____
_____
_____
_____

Notes, objectifs, événements quotidiens
_____
_____
_____
_____
_____
_____
_____

Livre de bord des aliments

L'alimentation	Temps	Immédiatement	Après 1 heure	Après 3 heures

Suivez votre alimentation, votre humeur, vos repas, vos calories, vos médicaments/suppléments, votre exercice physique, votre poids, votre pontage gastrique.

Livre de bord de la sleeve gastrique

Date : / /

Poids

Consommation d'eau
1 Coupe = 8 OZ

Médicaments/ suppléments

	faible	moyen	élevé
Qualité du sommeil	○	○	○
Niveau d'énergie	○	○	○
Niveau d'activité	○	○	○

Mon humeur mauvais ○○○○○○○○○ bon (normal)

L'exercice

Notes, objectifs, événements quotidiens

Livre de bord des aliments

L'alimentation	Temps	Immédiatement	Après 1 heure	Après 3 heures

Suivez votre alimentation, votre humeur, vos repas, vos calories, vos médicaments/suppléments, votre exercice physique, votre poids, votre pontage gastrique.

Livre de bord de la sleeve gastrique

Date : / /

Poids

Consommation d'eau

1 Coupe = 8 OZ

Médicaments/ suppléments

	faible	moyen	élevé
Qualité du sommeil	○	○	○
Niveau d'énergie	○	○	○
Niveau d'activité	○	○	○

Mon humeur — mauvais ○○○○ normal ○○○ bon ○○

L'exercice

Notes, objectifs, événements quotidiens

Livre de bord des aliments

L'alimentation	Temps	Immédiatement	Après 1 heure	Après 3 heures

Suivez votre alimentation, votre humeur, vos repas, vos calories, vos médicaments/suppléments, votre exercice physique, votre poids, votre pontage gastrique.

Livre de bord de la sleeve gastrique

Date : / /

Poids

Consommation d'eau

1 Coupe = 8 OZ

Médicaments/ suppléments

	faible	moyen	élevé
Qualité du sommeil	○	○	○
Niveau d'énergie	○	○	○
Niveau d'activité	○	○	○

Mon humeur — mauvais ○○○○○ normal ○○○○ bon ○

L'exercice

Notes, objectifs, événements quotidiens

Livre de bord des aliments

L'alimentation	Temps	Immédiatement	Après 1 heure	Après 3 heures

Suivez votre alimentation, votre humeur, vos repas, vos calories, vos médicaments/suppléments, votre exercice physique, votre poids, votre pontage gastrique.

Livre de bord de la sleeve gastrique

Date :   /   /

Poids

Consommation d'eau
1 Coupe = 8 OZ

Médicaments/ suppléments

	faible	moyen	élevé
Qualité du sommeil	○	○	○
Niveau d'énergie	○	○	○
Niveau d'activité	○	○	○

Mon humeur   mauvais ○○○○ normal ○○○○ bon ○

L'exercice

Notes, objectifs, événements quotidiens

Livre de bord des aliments

L'alimentation	Temps	Immédiatement	Après 1 heure	Après 3 heures

Suivez votre alimentation, votre humeur, vos repas, vos calories, vos médicaments/suppléments, votre exercice physique, votre poids, votre pontage gastrique.

Livre de bord de la sleeve gastrique

Date : / /

Poids

Consommation d'eau
1 Coupe = 8 OZ

Médicaments/ suppléments

	faible	moyen	élevé
Qualité du sommeil	○	○	○
Niveau d'énergie	○	○	○
Niveau d'activité	○	○	○

Mon humeur mauvais ○○○○ normal ○○○○ bon ○

L'exercice

Notes, objectifs, événements quotidiens

Livre de bord des aliments

L'alimentation	Temps	Immédiatement	Après 1 heure	Après 3 heures

Suivez votre alimentation, votre humeur, vos repas, vos calories, vos médicaments/suppléments, votre exercice physique, votre poids, votre pontage gastrique.

Livre de bord de la sleeve gastrique

Date :   /   /

Poids

Consommation d'eau
1 Coupe = 8 OZ

Médicaments/ suppléments

	faible	moyen	élevé
Qualité du sommeil	○	○	○
Niveau d'énergie	○	○	○
Niveau d'activité	○	○	○

Mon humeur   mauvais ○○○○ normal ○○○○ bon

L'exercice

Notes, objectifs, événements quotidiens

Livre de bord des aliments

L'alimentation	Temps	Immédiatement	Après 1 heure	Après 3 heures

Suivez votre alimentation, votre humeur, vos repas, vos calories, vos médicaments/suppléments, votre exercice physique, votre poids, votre pontage gastrique.

Livre de bord de la sleeve gastrique

Date : / /

Poids

Consommation d'eau
1 Coupe = 8 OZ

Médicaments/ suppléments

	faible	moyen	élevé
Qualité du sommeil	○	○	○
Niveau d'énergie	○	○	○
Niveau d'activité	○	○	○

Mon humeur mauvais ○○○○ normal ○○○○ bon ○

L'exercice

Notes, objectifs, événements quotidiens

Livre de bord des aliments

L'alimentation	Temps	Immédiatement	Après 1 heure	Après 3 heures

Suivez votre alimentation, votre humeur, vos repas, vos calories, vos médicaments/suppléments, votre exercice physique, votre poids, votre pontage gastrique.

Livre de bord de la sleeve gastrique

Date : / /	**Médicaments/ suppléments**
Poids	

Consommation d'eau

1 Coupe = 8 OZ

		faible	moyen	élevé
Qualité du sommeil	○	○	○
Niveau d'énergie	○	○	○
Niveau d'activité	○	○	○

Mon humeur : mauvais ○○○○ normal ○○○○ bon

L'exercice

Notes, objectifs, événements quotidiens

Livre de bord des aliments

L'alimentation	Temps	Immédiatement	Après 1 heure	Après 3 heures

Suivez votre alimentation, votre humeur, vos repas, vos calories, vos médicaments/suppléments, votre exercice physique, votre poids, votre pontage gastrique.

Livre de bord de la sleeve gastrique

Date : / /

Poids

Consommation d'eau
1 Coupe = 8 OZ

Médicaments/ suppléments

_____
_____
_____

	faible	moyen	élevé
Qualité du sommeil	○	○	○
Niveau d'énergie	○	○	○
Niveau d'activité	○	○	○

Mon humeur mauvais ○○○○ normal ○○○○ bon ○

L'exercice

_____
_____
_____
_____
_____
_____

Notes, objectifs, événements quotidiens

_____
_____
_____
_____
_____
_____

Livre de bord des aliments

L'alimentation	Temps	Immédiatement	Après 1 heure	Après 3 heures

Suivez votre alimentation, votre humeur, vos repas, vos calories, vos médicaments/suppléments, votre exercice physique, votre poids, votre pontage gastrique.

Livre de bord de la sleeve gastrique

Date : / /

Poids

Consommation d'eau
1 Coupe = 8 OZ

Médicaments/ suppléments

	faible	moyen	élevé
Qualité du sommeil	○	○	○
Niveau d'énergie	○	○	○
Niveau d'activité	○	○	○

Mon humeur mauvais ○○○ normal ○○○ bon ○○

L'exercice

Notes, objectifs, événements quotidiens

Livre de bord des aliments

L'alimentation	Temps	Immédiatement	Après 1 heure	Après 3 heures

Suivez votre alimentation, votre humeur, vos repas, vos calories, vos médicaments/suppléments, votre exercice physique, votre poids, votre pontage gastrique.

Livre de bord de la sleeve gastrique

Date : / /	**Médicaments/ suppléments**
Poids	

Consommation d'eau

1 Coupe = 8 OZ

	faible	moyen	élevé
Qualité du sommeil	○	○	○
Niveau d'énergie	○	○	○
Niveau d'activité	○	○	○

mauvais normal bon

Mon humeur ○○○○○○○○○

L'exercice

Notes, objectifs, événements quotidiens

Livre de bord des aliments

L'alimentation	Temps	Immédiatement	Après 1 heure	Après 3 heures

Suivez votre alimentation, votre humeur, vos repas, vos calories, vos médicaments/suppléments, votre exercice physique, votre poids, votre pontage gastrique.

Livre de bord de la sleeve gastrique

Date : / /

Poids

Consommation d'eau
1 Coupe = 8 OZ

Médicaments/ suppléments

	faible	moyen	élevé
Qualité du sommeil	○	○	○
Niveau d'énergie	○	○	○
Niveau d'activité	○	○	○

Mon humeur : mauvais ○○○ normal ○○○○ bon ○○

L'exercice

Notes, objectifs, événements quotidiens

Livre de bord des aliments

L'alimentation	Temps	Immédiatement	Après 1 heure	Après 3 heures

Suivez votre alimentation, votre humeur, vos repas, vos calories, vos médicaments/suppléments, votre exercice physique, votre poids, votre pontage gastrique.

Livre de bord de la sleeve gastrique

Date : / /

Poids

Consommation d'eau

1 Coupe = 8 OZ

Médicaments/ suppléments

	faible	moyen	élevé
Qualité du sommeil	○	○	○
Niveau d'énergie	○	○	○
Niveau d'activité	○	○	○

Mon humeur : mauvais ○○○○○○○○○ bon (normal)

L'exercice

Notes, objectifs, événements quotidiens

Livre de bord des aliments

L'alimentation	Temps	Immédiatement	Après 1 heure	Après 3 heures

Suivez votre alimentation, votre humeur, vos repas, vos calories, vos médicaments/suppléments, votre exercice physique, votre poids, votre pontage gastrique.

Livre de bord de la sleeve gastrique

Date :   /   /

Poids

Consommation d'eau
1 Coupe = 8 OZ

Médicaments/ suppléments

_____
_____
_____
_____

	faible	moyen	élevé
Qualité du sommeil	○	○	○
Niveau d'énergie	○	○	○
Niveau d'activité	○	○	○

Mon humeur   mauvais ○○○ normal ○○○ bon ○○

L'exercice

Notes, objectifs, événements quotidiens

Livre de bord des aliments

L'alimentation	Temps	Immédiatement	Après 1 heure	Après 3 heures

Suivez votre alimentation, votre humeur, vos repas, vos calories, vos médicaments/suppléments, votre exercice physique, votre poids, votre pontage gastrique.

Livre de bord de la sleeve gastrique

Date : / /

Poids

Consommation d'eau

1 Coupe = 8 OZ

Médicaments/ suppléments

	faible	moyen	élevé
Qualité du sommeil	○	○	○
Niveau d'énergie	○	○	○
Niveau d'activité	○	○	○

Mon humeur mauvais ○○○○ normal ○○○○ bon ○

L'exercice

Notes, objectifs, événements quotidiens

Livre de bord des aliments

L'alimentation	Temps	Immédiatement	Après 1 heure	Après 3 heures

Suivez votre alimentation, votre humeur, vos repas, vos calories, vos médicaments/suppléments, votre exercice physique, votre poids, votre pontage gastrique.

Livre de bord de la sleeve gastrique

Date : / /

Poids

Consommation d'eau
1 Coupe = 8 OZ

Médicaments/ suppléments

	faible	moyen	élevé
Qualité du sommeil	○	○	○
Niveau d'énergie	○	○	○
Niveau d'activité	○	○	○

Mon humeur mauvais ○○○○○○○○○ bon (normal)

L'exercice

Notes, objectifs, événements quotidiens

Livre de bord des aliments

L'alimentation	Temps	Immédiatement	Après 1 heure	Après 3 heures

Suivez votre alimentation, votre humeur, vos repas, vos calories, vos médicaments/suppléments, votre exercice physique, votre poids, votre pontage gastrique.

Livre de bord de la sleeve gastrique

Date : / /

Poids

Consommation d'eau
1 Coupe = 8 OZ

Médicaments/ suppléments

	faible	moyen	élevé
Qualité du sommeil	○	○	○
Niveau d'énergie	○	○	○
Niveau d'activité	○	○	○

Mon humeur — mauvais ○○○○ normal ○○○○ bon ○

L'exercice

Notes, objectifs, événements quotidiens

Livre de bord des aliments

L'alimentation	Temps	Immédiatement	Après 1 heure	Après 3 heures

Suivez votre alimentation, votre humeur, vos repas, vos calories, vos médicaments/suppléments, votre exercice physique, votre poids, votre pontage gastrique.

Livre de bord de la sleeve gastrique

Date : / /

Poids

Consommation d'eau
1 Coupe = 8 OZ

Médicaments/ suppléments

	faible	moyen	élevé
Qualité du sommeil	○	○	○
Niveau d'énergie	○	○	○
Niveau d'activité	○	○	○

Mon humeur — mauvais ○○○○ normal ○○○○ bon ○

L'exercice

Notes, objectifs, événements quotidiens

Livre de bord des aliments

L'alimentation	Temps	Immédiatement	Après 1 heure	Après 3 heures

Suivez votre alimentation, votre humeur, vos repas, vos calories, vos médicaments/suppléments, votre exercice physique, votre poids, votre pontage gastrique.

Livre de bord de la sleeve gastrique

Date : / /

Poids

Consommation d'eau
1 Coupe = 8 OZ

Médicaments/ suppléments

	faible	moyen	élevé
Qualité du sommeil	○	○	○
Niveau d'énergie	○	○	○
Niveau d'activité	○	○	○

Mon humeur ○○○○○○○○○
     mauvais   normal   bon

L'exercice

Notes, objectifs, événements quotidiens

Livre de bord des aliments

L'alimentation	Temps	Immédiatement	Après 1 heure	Après 3 heures

Suivez votre alimentation, votre humeur, vos repas, vos calories, vos médicaments/suppléments, votre exercice physique, votre poids, votre pontage gastrique.

Livre de bord de la sleeve gastrique

Date : / /

Poids

Consommation d'eau
1 Coupe = 8 OZ

Médicaments/ suppléments

	faible	moyen	élevé
Qualité du sommeil	○	○	○
Niveau d'énergie	○	○	○
Niveau d'activité	○	○	○

Mon humeur — mauvais ○○○ normal ○○○○ bon ○○

L'exercice

Notes, objectifs, événements quotidiens

Livre de bord des aliments

L'alimentation	Temps	Immédiatement	Après 1 heure	Après 3 heures

Suivez votre alimentation, votre humeur, vos repas, vos calories, vos médicaments/suppléments, votre exercice physique, votre poids, votre pontage gastrique.

Livre de bord de la sleeve gastrique

Date : / /

Poids

Consommation d'eau

1 Coupe = 8 OZ

Médicaments/ suppléments

	faible	moyen	élevé
Qualité du sommeil	○	○	○
Niveau d'énergie	○	○	○
Niveau d'activité	○	○	○

Mon humeur   mauvais   normal   bon
○○○○○○○○○

L'exercice

Notes, objectifs, événements quotidiens

Livre de bord des aliments

L'alimentation	Temps	Immédiatement	Après 1 heure	Après 3 heures

Suivez votre alimentation, votre humeur, vos repas, vos calories, vos médicaments/suppléments, votre exercice physique, votre poids, votre pontage gastrique.

Livre de bord de la sleeve gastrique

Date : / /

Poids

Consommation d'eau
1 Coupe = 8 OZ

Médicaments/ suppléments

	faible	moyen	élevé
Qualité du sommeil	○	○	○
Niveau d'énergie	○	○	○
Niveau d'activité	○	○	○

Mon humeur mauvais ○○○○ normal ○○○○ bon ○

L'exercice

Notes, objectifs, événements quotidiens

Livre de bord des aliments

L'alimentation	Temps	Immédiatement	Après 1 heure	Après 3 heures

Suivez votre alimentation, votre humeur, vos repas, vos calories, vos médicaments/suppléments, votre exercice physique, votre poids, votre pontage gastrique.

www.ingramcontent.com/pod-product-compliance
Lightning Source LLC
Chambersburg PA
CBHW071720020426
42333CB00017B/2339